EMPLOI
DE L'ERGOTINE

SUR LES MALADES ET LES BLESSÉS
DE
L'ARMÉE DU RHIN

Comme hémostatique, cicatrisante et antiputride

PAR Jh BONJEAN

Pharmacien à Chambéry.

Membre de l'Académie des sciences de Savoie; commandeur de l'Ordre Impérial de Sainte-Anne de Russie, officier de l'Ordre Royal des SS. Maurice et Lazare, chevalier du Mérite civil de Suède, du Christ, du Brésil, et de la Conception, du Portugal; lauréat des Sociétés de Pharmacie de Paris et de Médecine de Gand (Belgique); membre du Conseil central d'hygiène, de la Chambre et du Tribunal de commerce, officier d'Académie, etc.

OCTOBRE 1870

PRIX : 1 FR. 50

PARIS. — Germer-Baillère. | GENÈVE. — Cherbuliez.
LYON. — Giraudier. | SAVOIE. — Tous les libraires.

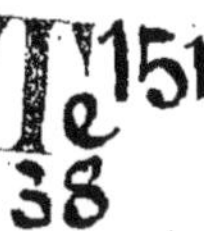

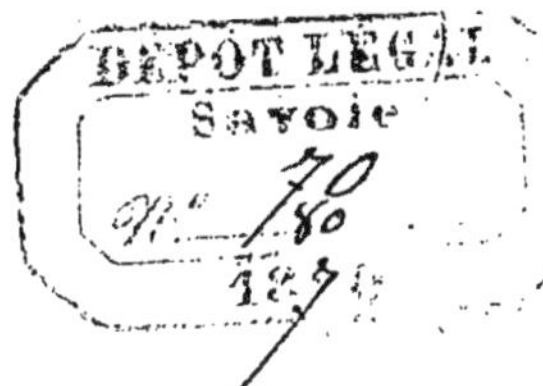

EMPLOI
DE L'ERGOTINE
SUR LES MALADES ET LES BLESSÉS
DE
L'ARMÉE DU RHIN

Comme hémostatique, cicatrisante et antiputride

PAR Jh BONJEAN

Pharmacien à Chambéry.

Membre de l'Académie des sciences de Savoie; commandeur de l'Ordre Impérial de Sainte-Anne de Russie, officier de l'Ordre Royal des SS. Maurice et Lazare, chevalier du Mérite civil de Suède, du Christ, du Brésil, et de la Conception, du Portugal; lauréat des Sociétés de Pharmacie de Paris et de Médecine de Gand (Belgique); membre du Conseil central d'hygiène, de la Chambre et du Tribunal de commerce, officier d'Académie, etc.

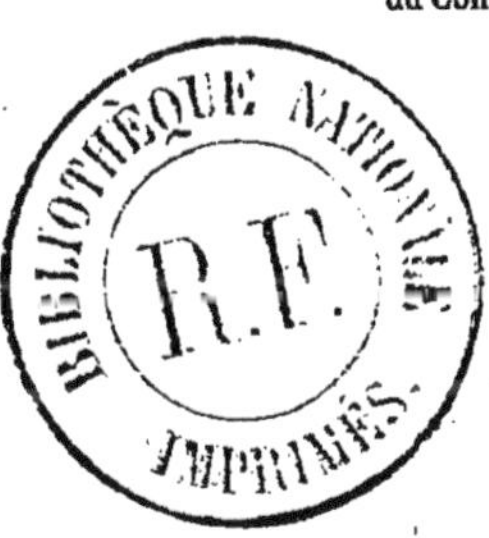

OCTOBRE 1870

PRIX : 1 FR. 50

PARIS. — Germer-Baillère. || GENÈVE. — Cherbuliez.
LYON. — Giraudier. || SAVOIE. — Tous les libraires.

L'Ergotine a été depuis sa découverte l'objet de publications multipliées, signalant son efficacité dans des affections de nature très diverse.

J'ai publié en 1855, au sujet de l'emploi de l'Ergotine sur les malades et les blessés de l'armée d'Orient, une brochure qui a eu son utilité.

Je publie aujourd'hui, pour les malades et les blessés de l'armée du Rhin, un travail analogue, contenant de nouveaux documents d'une réelle importance; et j'éprouve une grande satisfaction à faire servir le fruit de mes labeurs à une cause si sympathique.

J'appelle surtout l'attention des médecins qui en feront emploi sur les numéros 6, 15, 23, 31, 32, 33, 34, 38, 39, 40, 41, 42 et 66, relatifs à des résultats qu'aucun autre moyen n'eût pu produire d'une manière aussi complète.

Cette brochure sera envoyée *gratuitement* et *franco* à tous les médecins soignant des blessés, à toutes les ambulances, à tous les hôpitaux qui m'en feront la demande ; je prie les journalistes qui en recevront un exemplaire, de vouloir bien, pour que les intéressés en aient connaissance, donner à cette offre le concours de leur publicité.

En dehors de la guerre, les familles qui habitent la campagne, les grands établissements industriels, les maisons d'éducation, etc., trouveront dans ce travail les moyens de parer, avant l'arrivée du médecin, à certains accidents dont la gravité s'accroît avec le retard qu'on apporte à les réprimer.

JH BONJEAN.

EMPLOI DE L'ERGOTINE

SUR LES

MALADES ET LES BLESSÉS DE L'ARMÉE DU RHIN

HISTORIQUE

1. L'Ergotine est aujourd'hui trop connue, pour qu'il soit utile de retracer les circonstances qui m'amenèrent à la découverte de cet agent thérapeutique et de ses applications. J'ai publié en 1845, sur ce sujet, un *traité théorique et pratique de l'Ergot de seigle*, et, depuis cette époque, j'ai porté à plusieurs reprises, à la connaissance du corps médical, les faits principaux relatifs aux propriétés et à l'emploi de ce remède.

Je veux seulement rappeler ici que la question du seigle ergoté, au sujet de laquelle des opinions contradictoires étaient émises depuis des siècles, fut mise au Concours en 1840 par la Société de pharmacie de

Paris. La solution du problème ayant paru suffisamment établie par mon travail, cette Société me décerna une médaille d'or dans sa séance publique du 21 décembre 1841. M. Félix Boudet, aujourd'hui membre de l'Académie de médecine, s'exprimait ainsi dans un passage de son rapport, ensuite des expériences et des observations de la commission dont il était l'organe : « Si les propriétés de ce remède (l'Ergotine) se con- « firment, nul doute que la thérapeutique ne soit « redevable à son auteur d'une acquisition précieuse. « (Journal de pharmacie, 1842, p. 185). »

Dès lors, le verdict de ce corps savant a été confirmé par les médecins de tous pays, où l'emploi de l'Ergotine est devenu général. Elle figure dans le *codex officiel sarde*, ainsi que dans toutes les pharmacopées françaises et étrangères; l'Italie, le Brésil, la Suède, la Russie, le Portugal et l'Angleterre en ont sanctionné l'importance par les distinctions que j'en ai reçues.

J'aurais pu, dès le début, exploiter ce produit à mon profit, dans un but financier. Guidé par de tous autres sentiments, j'en ai publié les procédés et les formules dans l'intérêt de tous. (Académie des sciences de Paris, comptes-rendus de 1843).

2. L'Ergotine, *convenablement préparée,* est sous la forme d'un extrait solide, rouge brun foncé vu en masse, et *d'un beau rouge de sang* vu en couche mince. Elle a une odeur agréable de viande rôtie, due à l'osmazome qu'elle renferme ; sa saveur, un peu piquante et amère, rappelle celle du blé gâté. Elle est

très soluble dans l'eau froide, insoluble dans l'alcool fort et l'éther. Sa dissolution aqueuse s'altère très promptement, il ne faut en préparer qu'à mesure du besoin.

Isolée du poison dangereux avec lequel elle est unie dans l'Ergot de seigle, circonstance qui avait jusqu'alors considérablement restreint en médecine l'emploi de ce mauvais grain, l'Ergotine peut être administrée à haute dose dans un cas grave, sans craindre qu'il en résulte aucun des inconvénients attachés à l'emploi de l'ergot lui-même.

3. Avant cette découverte, l'ergot de seigle, n'ayant presque pas d'écoulement, le paysan le laissait dans le pain, qui causait alors les terribles accidents de gangrène dont certaines contrées de la France, la Sologne surtout, ont offert de si nombreux et si tristes exemples. L'emploi de l'Ergotine a donné à l'Ergot un si grand débouché, que l'agriculteur a bien soin de le trier pour le vendre à un prix très rémunérateur. Par suite, les accidents de gangrène, où les membres se détachaient spontanément et sans perte de sang, ont à peu près complètement disparu ! N'y a-t-il pas là, déjà, un service rendu aux habitants des régions où l'Ergot de seigle est plus ou moins abondant ?

4. Il ne doit être question, dans ce mémoire, que de l'application de l'Ergotine chez les blessés et les malades, suite de guerre. Les rapports de corps savants, les expériences entreprises sur divers animaux, les observations recueillies sur l'homme et les résultats

heureux déjà obtenus dans les guerres d'Italie et de Crimée, tout concourt à prouver que, dans ces douloureuses circonstances, les hôpitaux et les ambulances peuvent retirer un utile parti de l'emploi d'un remède qui a déjà rendu et doit rendre encore de réels services à l'art de guérir.

Ce travail comprend cinq parties distinctes :

1° Hémorrhagies externes ;

2° Hémorrhagies internes ;

3° Modifications que l'ergotine exerce sur les propriétés irritantes du perchlorure de fer ;

4° Doses et modes d'emploi ;

5° Nouveau moyen de combattre les diarrhées épidémiques des camps et les affections cholériformes.

PREMIÈRE PARTIE

HÉMORRHAGIES EXTERNES

1° DÉTAILS PRÉLIMINAIRES

5. L'Ergotine est essentiellement *hémostatique* et non *hémoplastique;* le professeur Sédillot l'a placée au premier rang parmi les hémostatiques qui ne coagulent pas le sang. En effet, elle arrête le sang des blessures tant *artérielles* que veineuses, mais *sans le coaguler,* comme le font les acides, le perchlorure de fer, etc. Dans ce dernier cas, l'action de ces agents est à la fois *chimique* sur le sang qu'ils coagulent, et *physique* sur les tissus qu'ils resserrent ou altèrent, tandis que l'action de l'Ergotine est toute *dynamique.* Je suis fondé à croire que l'union de ces agents, de nature si diverse, peut être utilement mise à profit pour enlever à certains corps coagulants la propriété irritante qu'ils possèdent sur les tissus; la troisième partie de ce mémoire est consacrée à l'examen pratique de ce fait remarquable (44).

6. J'ai dit que l'Ergotine arrête le sang des blessures tant *artérielles* que veineuses; voici des faits à l'appui :

1° **Académie des sciences de Stockolm.** Sur la demande de son illustre secrétaire, Berzelius, ce corps savant nomma une commission pour étudier pratiquement l'action de l'Ergotine dans ses emplois interne et externe. Après deux ans d'observations médicales et d'expériences entreprises sur divers animaux, la commission, par l'organe du docteur Retzius, médecin du Roi, rendit un rapport dont voici les conclusions : « L'Ergotine est le plus puissant remède que possède « la médecine contre les hémorrhagies des vaisseaux « tant artériels que veineux (Comptes-rendus de l'A- « cadémie de 1846). »

Ensuite de ce rapport, et sur la proposition de l'Académie, je fus décoré du *Mérite civil de Suède.*

2º **Académie des sciences de Paris.** Dans une discussion qui eut lieu il y a vingt-cinq ans au sein de cette Académie, au sujet des nombreuses observations que je lui adressais sur l'action de l'Ergotine dans les hémorrhagies *externes*, le savant et regretté secrétaire perpétuel, M. Flourens, prononça les paroles suivantes : « Ce qui mérite de fixer l'attention sur l'action de l'Er- « gotine dans les blessures *artérielles*, c'est le fait de « l'arrêt du sang dans les vaisseaux divisés, sans qu'il y « ait oblitération de leur calibre. C'EST LA LA CHOSE « NEUVE ET RÉELLEMENT IMPORTANTE DES COMMUNI- « CATIONS DE M. BONJEAN (Comptes-rendus du 27 « avril 1846). »

3º **Académie R. de médecine et de chirurgie de Turin.** En 1845 et 1846 ce corps savant fit entreprendre des expériences du même genre sur divers animaux, par une commission composée des professeurs De Michelis, Sacchero, et Malinverni rapporteur. Après une discussion à laquelle prirent part, outre les membres de la commission, les docteurs Ribeiri, Cantù, Girola, Bertini, Battaglia, etc., les conclusions suivantes furent adoptées dans la séance du 22 janvier 1847 :

« 1° L'Ergotine est un moyen hémostatique très « propre à arrêter l'hémorrhagie artérielle, *même des* « *gros vaisseaux*, en conservant leur perméabilité ;

« 2° Des expériences démontrent que l'on peut obtenir « la cicatrisation des artères, et cela sans qu'il en ré- « sulte nécessairement l'occlusion du canal, comme les « anciens le pensaient généralement, et comme le « pensent encore aujourd'hui beaucoup de praticiens. »

7. L'Ergotine n'est pas seulement utile au moment où la blessure est faite, elle sert encore dans d'autres cas qui en dérivent, et dont elle diminue toujours la gravité quand elle ne la fait pas entièrement disparaître. En face d'une amputation qui atteint des vaisseaux importants, le chirurgien a naturellement recours à la ligature ; mais il est des cas, et ils sont nombreux, où la ligature est impossible. C'est dans ces tristes circonstances que l'Ergotine produit tous les avantages de la ligature, sans causer aucun des inconvénients attachés à cette grave opération. En voici quelques exemples :

1° Quand le malade a une disposition fâcheuse à la mortification des parties pour les moindres causes, et que, par suite de la ligature, la gangrène ne soit fort à craindre, sinon certaine.

2° Quand les vaisseaux qui donnent lieu à l'hémorrhagie se trouvent dans des tissus enflammés et ramollis.

3° Quand le sang coule en *nappe* de petites artériolles dont on ne peut apercevoir ni l'orifice, ni le calibre.

4° Dans les hémorrhagies qui proviennent de la chute des escharres, soit à la suite de la gangrène, soit à la suite de plaies d'armes à feu.

5° Quand, pour arrêter une hémorrhagie inquiétante, il faut produire quelque dérangement des lèvres de la plaie amenée à grand'peine à un commencement de cicatrisation, etc.

Dans ces cas difficiles, l'emploi de l'Ergotine est d'autant plus avantageux, que la compression est souvent insuffisante, outre qu'elle est toujours très douloureuse, fatigante, et empêche la marche régulière de la cicatrisation, quand elle n'expose pas à quelques points gangreneux.

A l'appui de l'action de l'Ergotine dans les circonstances qui viennent d'être citées, voici quelques exemples tirés d'expériences faites sur des animaux, et de la pratique de quelques chirurgiens distingués, à qui j'en dois l'obligeante communication :

2° EXPÉRIENCES FAITES SUR LES ANIMAUX (1)

1re & 2e EXPÉRIENCES

Artères carotides d'un mouton ; guérison sans ligature par l'Ergotine.

(Comptes-rendus de l'Académie des sciences de Paris, du 27 avril 1846.)

8. Le 20 août 1845, on a ouvert, à l'aide d'un bistouri, l'artère carotide gauche d'un mouton bien portant âgé de six mois. Immédiatement après, on a appliqué sur l'ouverture béante du vaisseau, en l'y maintenant avec le doigt par une *légère* compression, un tampon de charpie imbibé d'une dissolution d'Ergotine au dixième. Après vingt-cinq minutes, le tampon a pu être abandonné, et le sang ne coulait plus. On a recouvert ce tampon d'un peu de charpie sèche, et on a réuni la peau par quelques points de suture.

9. Le 25 octobre suivant, on a fait une ouverture à l'artère carotide droite du même mouton, dont la santé était parfaite depuis la première opération. Au bout de *sept minutes* le tampon de charpie put être enlevé, le *sang ne coulait plus*. A dater du moment de l'incision faite à l'artère, en vingt minutes la peau était recousue et l'animal sur pied.

(1) Je dois dire que toutes les expériences décrites ici et ailleurs, concernant les animaux, ont été faites sous la direction de deux praticiens distingués de Chambéry, MM. les professeurs Chevallay, décoré de l'ordre des SS. Maurice et Lazare, et Besson, chevalier de la Légion d'honneur, avec le concours d'un vétérinaire pour les expériences entreprises sur des chevaux.

Au lieu de sacrifier l'animal après ou peu après la dernière opération, je l'ai conservé vivant *six mois encore*, afin de savoir s'il y avait *cicatrisation* ou *oblitération* des artères, comment enfin les choses se passaient dans ce cas sous l'influence de l'Ergotine.

Pendant tout ce temps, ce mouton a vécu sans que le plus léger incident soit venu troubler la moindre de ses fonctions vitales; il s'est engraissé et a beaucoup grossi comme dans l'état normal. Il était depuis longtemps fort difficile de reconnaître extérieurement la marque des opérations subies, dont la première faite depuis huit mois, et la seconde depuis six mois.

10. Les incisions faites aux deux vaisseaux de cet animal étaient perpendiculaires à leurs axes; celle de droite intéressait presque les *trois quarts* de la circonférence de l'artère, celle de gauche était plus petite.

J'ajouterai que les recherches, pour découvrir la carotide droite, ayant été très longues et très pénibles, ont amené, outre la rupture de plusieurs petits vaisseaux qui ont été liés, la déchirure du tissu cellulaire et celle de fibres musculaires.

L'animal a été tué le 19 avril 1846, par une section faite à la moelle épinière à l'aide d'un bistouri passé entre l'occipital et la première vertèbre.

11. **Autopsie** faite le même jour. Quoique ce mouton avait été tondu la veille, on dut passer le rasoir sur les côtés de son col, pour pouvoir reconnaître la place des incisions qui lui avaient été faites. On a pu ainsi distinguer les cicatrices, qui étaient linéaires, à peine

sensibles, et marquées par une trace blanchâtre qui en indiquait la direction et l'étendue.

La peau de la partie antérieure du cou, circonscrite par un trait de scapel, a été détachée du tissu cellulaire jusqu'aux points correspondants aux cicatrices. Là, le tissu cellulaire était dense, serré, adhérent au cuir dont il n'a pu être séparé que par l'instrument tranchant. Ensuite, le sternum et la partie antérieure de la poitrine ayant été enlevés, et le cœur mis à nu, on a trouvé l'origine irrécusable des gros vaisseaux qui ont été suivis, d'abord à droite, puis à gauche.

12. **Carotide droite** ouverte le 25 octobre (9). Isolée du tissu cellulaire dense qui se continue jusqu'à la peau, et passant un stylet par une ouverture faite à sa partie inférieure, à l'aide d'une incision, on constate ainsi que cette artère *n'est pas oblitérée*. L'ouvrant ensuite par sa partie postérieure, et étalant sa surface interne, on reconnaît à l'œil nu une ligne transversale légèrement saillante, et à l'aide de la loupe, de petits plis longitudinaux qui viennent se réunir à cette ligne.

Examinant de nouveau la surface externe, il est très difficile de découvrir la place de la cicatrice correspondant à cette ligne transversale. Le CALIBRE DU VAISSEAU N'EST POINT DIMINUÉ; le vaisseau lui-même servait à la circulation comme avant l'expérienee.

13. **Carotide gauche** ouverte le 28 août (8). La peau et le tissu cellulaire correspondant à la cicatrice présentent les mêmes phénomènes que du côté droit.

Afin de juger plus exactement de l'état de ce vaisseau au point de l'incision, on l'injecte par le bout inférieur, après avoir posé une ligature à sa partie supérieure. Après le refroidissement, et par suite, la solidification du liquide employé pour l'injection, l'artère a été isolée de tout le tissu cellulaire environnant. Ainsi, on constate, d'une manière plus positive encore que pour l'autre artère, QUE LE CALIBRE DE CE VAISSEAU N'EST NULLEMENT ALTÉRÉ DANS SES DIMENSIONS. Cherchant à reconnaître, à l'œil nu, l'endroit où devait être la cicatrice, on aperçoit un point rond légèrement blanchâtre, et paraissant plus épais. L'artère, ouverte dans le sens de sa longueur et du côté opposé à cette marque extérieure, laisse voir une cicatrice ronde, d'un blanc nacré, offrant, par cette nuance, un contraste marqué avec la couleur de la membrane interne, de manière à pouvoir en être facilement distinguée.

Cette cicatrice est légèrement enfoncée et régulièrement rayonnée ; son diamètre est de trois millimètres, et elle correspond exactement au point observé à la surface externe de ce vaisseau.

3e & 4e EXPÉRIENCES

Ouverture de l'artère temporale d'un cheval, et de l'artère carotide, SUR PLUS D'UN TIERS *de sa circonférence.*
Guérison SANS LIGATURE *par l'Ergotine.*

(Comptes-rendus de l'Académie des sciences de Paris, 22 juin et 6 juillet 1846).

14. Ces deux expériences, si remarquables par leurs résultats, démontrent surtout l'action puissante de l'Ergotine dans les blessures *artérielles,* MÊME DES

GROS VAISSEAUX, faits confirmés par les Académies Royales de médecine de Stockolm et de Turin, à l'aide d'études pratiques du même genre (5), et par des observations, faites sur l'homme, dont il sera question plus loin (19).

La plus importante de ces deux opérations, l'ouverture de la carotide, a eu pour témoins la majorité des médecins de Chambéry, ainsi que l'illustre chirurgien en chef de la Charité, de Paris, le docteur Roux, membre de l'Institut de France, qui était alors en traitement aux bains d'Aix.

Le 15 juin 1846, à une heure et demie, on a mis à nu et isolé du tissu cellulaire environnant, l'ARTÈRE TEMPORALE DROITE d'un cheval jeune encore, mais atteint de phtisie pulmonaire au dernier degré. On a fait à cette artère, à l'aide d'une lancette, une incision longitudinale de *douze* à *quatorze* millimètres de longueur, et l'on a laissé couler quelques instants le sang qui jaillissait à une assez grande distance. On a ensuite appliqué sur la plaie un tampon de charpie imbibé d'une dissolution d'Ergotine *au dixième,* et maintenu par une légère compression pendant quarante minutes.

La compression supprimée, on a continué vingt minutes encore à arroser la charpie avec le même liquide, après quoi l'animal a été abandonné pendant trente minutes, toujours couché, mais la tête libre, sans qu'on se soit occupé de lui. — Il était alors trois heures. — En cherchant à soulever le tampon qui s'était desséché parce qu'on avait cessé de l'arroser depuis une demi-heure, on déchira une portion de la pellicule obturatrice *déjà formée,* et le sang coula de nouveau.

Les médecins voulant juger à ce moment de l'état de la blessure, le tampon fut entièrement arraché. Il fut aisé de voir que le sang ne coulait plus que par les deux extrémités de l'ouverture faite au vaisseau, et encore le jet était-il peu volumineux. On appliqua de nouveau un tampon imbibé d'Ergotine, maintenu en place à l'aide d'une légère compression exercée pendant trente minutes, puis abandonné sur la plaie en l'arrosant de temps à autre durant une heure entière. Après ce terme, jugeant que l'opération était terminée, on recouvrit le tampon d'un peu de charpie sèche, et l'on soutînt le tout à l'aide de fils placés en croisières et fixés eux-mêmes par des épingles.

Cela fait, l'animal fut détaché, remis debout, et conduit à l'écurie où on lui donna à manger une demi-heure après. La mastication imprimait à l'appareil un mouvement assez fort; malgré cela, le sang ne reparut pas.

Quarante heures après, le cheval s'étant frotté contre les bâtons de son ratelier, toute la charpie tomba, ainsi que les fils qui la retenaient, *et la plaie entière fut ainsi mise à nu sans aucun accident.* Les bords commençaient à suppurer légèrement. A la partie centrale, là où l'artère avait été mise à nu, le tissu cellulaire était tuméfié de chaque côté, et semblait former les deux lèvres d'une plaie longitudinale. Ces deux lèvres étaient séparées l'une de l'autre par une substance qui recouvrait immédiatement l'artère, mais dont on n'a pu constater les rapports avec la blessure artérielle. Cette substance, qu'on l'admette comme caillot obturateur ou comme dépôt fibrineux, offrait un aspect irrégulier, une nodosité bien sensible et une couleur variant du blanc au rouge foncé.

15. Le 22 juin 1846, à une heure après-midi, on met à découvert, en l'isolant entièrement des tissus environnants sur une largeur de sept à huit centimètres, l'ARTÈRE CAROTIDE DROITE du même cheval, à peu de distance de son origine du tronc céphalique, c'est-à-dire le plus près possible de l'insertion de la gorge dans la poitrine. On passe ensuite le doigt indicateur gauche au-dessous de ce vaisseau, pour s'en rendre maître, et on lui fait, à l'aide d'une lancette enfoncée perpendiculairement à son axe, une large incision transversale qui intéresse *plus du tiers de la circonférence de l'artère.*

Au même instant (une heure et demie), un jet de sang, proportionné à l'incision et à la grosseur du vaisseau, en effrayant tous les assistants, inonde M. Ughetti, à l'habileté duquel l'opération était confiée. Le mode et la force de projection de ce jet indiquaient suffisamment sa nature artérielle, si déjà cette circonstance n'avait été préalablement constatée par les battements de l'artère perçus, même à l'œil nu, par tous les médecins présents, en avant comme en arrière de l'ouverture. Par simple mesure de précaution, une ficelle fut passée au-dessous de l'artère pour servir à en faire la ligature, dans le cas où l'Ergotine serait insuffisante à arrêter l'hémorrhagie.

Mais, à la grande surprise des médecins, après avoir maintenu PENDANT DEUX HEURES ET DEMIE, sur la plaie de l'artère, un large tampon de charpie imbibé d'une dissolution d'Ergotine *au dixième,* et arrosé de temps à autre avec le même liquide, *la compression a pu être supprimée sans que l'hémorrhagie reparût.* La compression, du reste, n'était pas telle que la circulation en fût interceptée; car, pendant tout le temps de sa durée, au moyen des doigts dont il se servait pour maintenir le tampon en place, l'opérateur *sentait les mouvements de l'artère, et le passage de la colonne du sang qui suivait librement son cours.* L'artère a pu être alors abandonnée à elle-même pendant quinze à vingt minutes, le tampon resté libre et adhérent, et le sang n'a pas coulé de nouveau, même après une forte contraction des muscles produite par un mouvement brusque de l'animal qui cherchait à se relever. Cependant, pour prévenir tout accident, ce tampon a été de nouveau maintenu durant trois quarts d'heure environ, après quoi, pour délivrer M. Ughetti de la position pénible où il se trouvait depuis plus de trois heures, on dut chercher à terminer l'opération dont le succès, alors, n'était déjà plus douteux.

A cet effet, après avoir superposé, sur le premier tampon, plusieurs plumasseaux de charpie imbibés d'Ergotine, afin d'établir une légère compression propre à fixer l'artère qui, dégagée de ses tissus environnants, était restée comme fluctuante au fond de la blessure, on pratiqua une suture entortillée un peu serrée. Pendant ce travail, qui a duré une demi-heure, l'animal faisait de violents efforts pour se dégager. D'un autre côté, le passage des épingles avait donné lieu à une pression exercée sur l'artère même, au-dessus de l'incision, et la suture, contrairement à ce qu'on aurait dû faire, avait été commencée dans la partie la plus éloignée du cœur. Ces diverses circonstances ramenèrent l'hémorrhagie, peu abondante du moins, et qui cessa de couler dès que la suture fut terminée, c'est-à-dire, de suite après la cessation des causes qui l'avaient provoquée.

Détaché de ses entraves, ce cheval s'est immédiatement relevé; il a été rentré à l'écurie où on lui a de suite donné des aliments qu'il a mangés avec appétit. — Il était alors cinq heures et demie. — Le sang n'a plus coulé depuis à l'extérieur. Il ne s'est fait à l'intérieur aucun épanchement; on remarquait seulement, aux environs de la suture, une légère infiltration d'un volume et d'une extension très peu considérables, et provenant de la petite quantité de sang répandu à la fin de la suture pratiquée.

25 juin, cinq heures du soir. — Depuis trois jours que date l'opération, l'animal a bu et mangé comme à son ordinaire, et ne paraissait nullement avoir souffert des suites de l'expérience. Il a succombé le 26 au soir à la maladie dont il était atteint; l'autopsie en a été faite le lendemain matin.

Examen anatomique des vaisseaux ouverts dans ces deux expériences.

16. Pour procéder plus à l'aise, on enleva sur une

assez grande surface toutes les parties avoisinant les lésions artérielles, et on les plaça sur une table où les résultats suivants furent constatés.

Artère temporale droite ouverte le 15 juin.

A l'extérieur, la plaie faite à la joue est réduite des deux tiers. L'artère mise à nu, et reconnue perméable en haut et en bas, a été ouverte par sa face profonde de manière à mettre à découvert sa blessure interne. La direction de la blessure est parallèle au vaisseau ; sa longueur est de neuf millimètres. Au centre, se trouve une espèce de tissu organique intermédiaire, qui paraît être de même nature que celui de l'artère. Ce tissu est adhérent aux bords de la blessure, d'où il a été détaché par le scapel à la partie inférieure seulement ; il correspond, par sa face externe, au centre de la plaie des téguments, et ses fonctions ont paru être le moyen par lequel la nature amène, sous l'influence de l'Ergotine, la cicatrisation des vaisseaux artériels.

La dimension actuelle de l'incision, comparée à la dimension que cette incision possédait au moment où elle a été faite, démontre que la blessure *était déjà en voie avancée de cicatrisation.*

Carotide primitive ouverte le 22 juin.

17. Le côté du cou, correspondant à la blessure, n'a pas augmenté de volume.

L'artère est remplie par un caillot fibrineux non adhérent, phénomène évidemment cadavérique et qui a été observé dans un grand nombre d'autopsies de ce genre. Outre que les pulsations de l'artère ont été constatées d'une manière certaine avant la mort de l'animal, la forme et la fraîcheur de ce caillot indiquaient que sa formation ne pouvait dater que des derniers instants de la vie. L'artère ouverte par un coup de ciseaux sur la face opposée à l'incision, et le caillot délavé, on a trouvé une blessure transversale, longue de sept millimètres, et dont les bords paraissaient foncés, rayonnés, et adhérents à un tissu semblable à celui observé dans l'artère précédente. Ce tissu, mis en macération pour observer quelle était la tunique qui formait le travail commençant de la cicatrisation, on a remarqué une pellicule à laquelle adhérait la blessure de la tunique interne. Cette pellicule se continuait avec les membranes moyenne et externe de l'artère; détachée d'un côté, elle a paru déjà assez résistante.

18. **Réflexions.** Ainsi donc, une carotide primitive droite, ouverte transversalement tout-à-fait près de son origine, SUR PLUS DU TIERS DE SA CIRCONFÉRENCE, est restée *sans répandre une seule goutte de sang*, et a offert de plus, *après quatre jours*, un travail bien commencé de cicatrisation. On doit reconnaître que l'action hémostatique de l'Ergotine est unique, exceptionnelle en l'espèce, surtout que tout se passe ici au rithme vivant; la médecine ne possède rien d'analogue dans l'étanchement ou guérison des vaisseaux sanguins ouverts.

Si l'on considère en outre que, sans aucune lotion

astringente ou autre, abandonnant les suites de cette grave opération aux simples effets de la nature, il n'y a pas eu trace de l'inflammation nécessaire à l'élimination des tampons, et que les battements de l'artère, ainsi que ceux de ses principales divisions, attestent que ce vaisseau continue à jouir de toutes ses fonctions comme auparavant, il est permis de conclure que l'hémorrhagie a été suspendue par la seule action de l'Ergotine, et non par la compression exercée soit au moyen des tampons, soit par la suture, dans quel cas il serait certainement survenu une infiltration d'un volume énorme, eu égard au relâchement de la peau et à l'extension de la solution de continuité qui n'avait pas moins de onze à douze centimètres.

Une autre circonstance défavorable dont il faut aussi tenir compte, c'est que l'artère étant isolée des tissus environnants, son mouvement de *diastole* s'opère d'une manière plus énergique, ce qui doit diminuer la force d'action de l'Ergotine considérée comme restrictive sur ses tuniques ; ce remède agirait sans doute plus promptement encore sur une blessure accidentelle faite à un vaisseau quelconque, où celui-ci éprouve déjà une compression naturelle par les tissus qui l'environnent.

D'après ce qui précède, on peut conclure que l'Ergotine *opère la cicatrisation parfaite des blessures artérielles*, SANS OBLITÉRATION NI ALTÉRATION AUCUNE DANS LE CALIBRE DES VAISSEAUX, ainsi que l'a avancé l'illustre Flourens au sein de l'Académie des sciences de Paris (5).

3° OBSERVATIONS RECUEILLIES SUR L'HOMME

1re OBSERVATION

Gangrène de la jambe. — Hémorrhagies multipliées. Guérison par l'Ergotine.

19. En 1846, une jeune fille était atteinte de gangrène à la face dorsale du pied et au bas de la jambe. Les hémorrhagies s'étaient multipliées à la chute de l'escharre; la compression était devenue insuffisante et la ligature impossible. Des tampons de charpie imbibés d'Ergotine en dissolution au dixième réussirent très bien; ils n'exigeaient qu'une compression modérée, et contribuèrent beaucoup à accélérer le travail de la cicatrisation. (Docteur Petrequin, chirurgien major de l'Hôtel-Dieu de Lyon).

2e OBSERVATION

Amputation d'un doigt. — Guérison sans ligature par l'Ergotine.

20. En 1846, M Gayme, à la suite d'un panaris, fut affecté de carie de la dernière et de la seconde phalange du doigt indicateur de la main droite. Je fis l'amputation du doigt dans l'articulation carpo-phalangienne, sans ligature. L'hémorrhagie était abondante. J'appliquai sur la plaie un tampon de charpie imbibé d'une dissolution concentrée d'Ergotine, et je comprimai pendant douze minutes ce tampon, qui fut ensuite fixé (n'appercevant plus aucun suintement sanguin) avec trois bandes de sparadrap.

Cet appareil fut enlevé au bout de vingt-quatre heures.

La plaie était desséchée dans toute sa superficie; il n'existait qu'une légère inflammation des tissus, dont on rapprocha les bords au moyen de nouvelles bandelettes de sparadrap, en garnissant les intervalles avec de la charpie enduite de cérat laudanisé. Ce pansement fut répété chaque jour; la suppuration fut presque nulle, et l'inflammation de la plaie peu considérable. (Docteur Simon, du Châtelard, en Savoie).

3e OBSERVATION.

Artère radiale coupée en deux. — Guérison par l'Ergotine sans ligature.

21. Le nommé Favre, journalier, occupé à couper du bois avec une serpe, se fit en 1846 une plaie oblique à la partie inférieure et antérieure de l'avant-bras gauche, à trois centimètres du poignet. La blessure avait une étendue de cinq centimètres. Le malade, épouvanté par la perte de sang, eût l'heureuse présence d'esprit d'introduire son pouce dans la plaie, et parvint ainsi à suspendre l'hémorrhagie jusqu'à mon arrivée près de lui, qui eût lieu une heure après l'accident.

Après m'être assuré que l'artère radiale avait été coupée *en entier*, je me hâtai d'appliquer sur la plaie, en l'y maintenant un quart-d'heure avec mes deux pouces, un large tampon de charpie imbibé d'une dissolution concentrée d'Ergotine. N'apercevant plus alors aucun suintement sanguin, je fixai le tampon sur la plaie avec un bandage roulé, exerçant une légère compression. Après quarante heures, l'appareil pût être enlevé ; l'hémorrhagie ne reparût pas.

La plaie présentait de toute part une surface comme desséchée. Je la traitai, comme dans l'observation précédente, avec du cérat laudanisé ; en moins de treize jours elle fut guérie, presque sans suppuration.

L'individu est parti quatre mois après pour Paris, où il a travaillé dès lors comme homme de peine. (Docteur Simon, du Châtelard).

4e OBSERVATION.

Blessure à l'artère palmaire. — Guérison par l'Ergotine.

(Comptes-rendus de l'Académie des sciences de Paris, 22 juin 1846).

22. Le 5 juin 1846, vers les cinq heures du soir, une femme robuste et âgée de 40 ans, en débouchant une bouteille qui se brisa entre ses mains, se fit une profonde blessure dans le centre de la main gauche. Une branche de *l'artère palmaire* avait

été ouverte, et le sang jaillissait en abondance à une hauteur de huit à dix centimètres. Cette femme, effrayée d'abord, fit tout son possible pour arrêter le sang ; voyant qu'elle ne pouvait y parvenir, elle se décida à venir me consulter. Pendant le trajet, qui avait duré une heure, elle avait fortement serré sa main avec des linges qui se trouvèrent baignés de sang à son arrixée chez moi. — Il était sept heures du soir. — Après avoir alternativement comprimé et laissé couler la blessure, le jet de sang étant toujours aussi fort, j'appliquai un peu de charpie imbibée d'une dissolution concentrée d'Ergotine, et je maintins le tampon en place par une compression légère, bien moins forte que celle vainement exercée jusqu'ici. Au bout de deux minutes, le sang ne coulait plus. Cinq minutes plus tard, le tampon fut abandonné à lui même, et on l'enleva *douze minutes* après son application. L'ouverture de la plaie était remplie par un caillot de sang assez ferme. Le sang ne reparut pas.

Par précaution, et pour calmer le moral de la malade qui était toujours très inquiète, on appliqua un nouveau tampon imbibé comme le précédent, et maintenu en place par une bandelette de toile *sans compression* particulière. Deux jours après, la plaie était cicatrisée. Il n'y avait eu que très peu de suppuration, le contraire ayant ordinairement lieu dans les plaies avec déchirures qui suppurent toujours beaucoup.

Quelques jours après l'accident, cette femme a pu reprendre le cours de ses occupations habituelles. (Docteur Mollard, médecin en chef de l'Hôtel-Dieu de Chambéry.)

5e OBSERVATION.

Coup de feu qui enlève une grande partie des os de la face. — Cicatrisation laissant après elle une horrible difformité. — Hémorrhagie grave qui résiste à tous les moyens possibles. — Guérison rapide par l'Ergotine.

(Comptes rendus de l'Académie des sciences de Paris, du 27 octobre 1847).

23. M. Combette, brigadier au régiment des spahis d'Afrique, reçut, en faisant une charge à cheval, par un arabe couché à

terre, un coup de feu qui lui emporta, à gauche, une grande partie de la mâchoire inférieure, de la mâchoire supérieure, ainsi que l'os maxillaire. Des esquilles en grand nombre s'échappèrent de cette vaste plaie, et ce ne fut qu'après huit mois de traitement qu'une cicatrice difforme s'accomplit sur la vaste perte de substance produite par le coup de feu et l'élimination des esquilles. Cette plaie servait de passage aux larmes qui coulaient continuellement sur la joue.

Trois opérations inutiles avaient été pratiquées dans le but de faire disparaître cette repoussante difformité, lorsque deux ans après le malade vint se confier à mes soins. J'excisai profondément une large cicatrice placée au-dessous de la plaie encore béante, et j'avivai les bords interne et externe de celle-ci. La paupière inférieure, suffisamment tendue, fut ramenée jusqu'au niveau du sac lacrymal, et ainsi maintenue par l'emploi de deux épingles et de cinq sutures à points séparés. L'ensemble de la longueur de la plaie ainsi réunie était de huit centimètres !

De prime abord, le résultat parut ne devoir rien laisser à désirer. Le cinquième jour, j'enlevai une partie des sutures ainsi que les épingles passées à travers les lèvres de la plaie, et ce jour fut aussi heureux que les précédents.

Mais le sixième jour, sans cause connue, il se déclara une hémorrhagie abondante. Du sang rouge sortit par caillots, et, ne trouvant pas son issue entre les lèvres de la plaie exactement réunies, il remonta jusqu'au devant du globe oculaire à travers les paupières. Le sang coulait sans relâche par caillots abondants, et depuis trois heures. L'eau fraîche avait été insuffisante. La compression, en échauffant la tête, fatiguait le malade et paraissait activer l'hémorrhagie ; la ligature était devenue impossible.

Dans cette pénible perplexité, je songeai à l'Ergotine de M. Bonjean, de Chambéry ; j'en fis dissoudre dix grammes dans cent grammes d'eau, et j'injectai cette solution entre les lèvres de la plaie devenue béante à la partie moyenne. Je tins aussi sur cette plaie une compresse trempée dans la solution d'Ergotine, et que l'on renouvela toutes les heures à peu près pendant un jour. Ce moyen fut suivi du résultat le plus satisfaisant. L'*hémorrhagie s'arrêta immédiatement et ne se reproduisit plus.* A partir de ce moment, la cicatrisation se fit graduellement, et, au bout de quinze jours, elle était complète. Ce résultat fut aussi favorable que possible, et l'on n'aurait pas réussi à l'obtenir, s'il avait fallu, pour arrêter l'hémorrhagie, produire quelques dérangements entre les lèvres de la plaie. (Docteur Bonnet, chirurgien en chef de l'Hôtel-Dieu de Lyon).

6e OBSERVATION

Artère radiale coupée en deux. — Guérison sans ligature par l'Ergotine.

24. Le nommé Braiset, fermier de M. le comte de Boigne, à Lucey, en taillant un cep avec une serpe, se coupa jusqu'à l'os l'avant-bras droit, à l'endroit où l'on tâte le pouls. L'artère radiale *est coupée transversalement*, ses deux bouts sont visibles. J'aurais pu, sans débrider, faire la ligature du vaisseau; j'ai préféré mettre à profit, comme je l'avais fait tant d'autres fois avec succès, l'admirable puissance hémostatique de la découverte de M. Bonjean. J'ai donc appliqué sur la plaie une compresse trempée dans une solution d'Ergotine (un gramme pour quatre cuillerée d'eau), et j'administrai intérieurement une cuillerée à café de cette dissolution toutes les dix minutes. La compresse était fixée par une compression médiocre à l'aide de quelques tours de bandes. Au bout d'une demi-heure, j'enlevai l'appareil; l'hémorrhagie était arrêtée. Je réappliquai une semblable compresse maintenue en place par le mouchoir du malade, qui regagna à pied sa maison distante d'un kilomètre.

Arrivé chez lui, l'hémorrhagie reparaît. Il revient à pied chez moi. Je renouvelle la première application qui a le même succès, et la compresse, imbibée d'Ergotine, est tenue en place avec un autre mouchoir du malade, mais *sans aucune compression.* Aprés deux heures de repos, cet homme s'en retourne, toujours à pied, emportant avec lui, par précaution, le reste de la dissolution d'Ergotine, dont il n'a pas eu besoin.

Deux ans après l'accident, j'ai constaté à la partie blessée une cicatrice adhérente au radius ; mais les assistants, le malade et moi, n'avons pu sentir aucune pulsation. (Docteur Piollet, ancien chirurgien major des zouaves, en retraite).

7e OBSERVATION.

Blessure artérielle à la paume de la main ; impuissance de la compression prolongée. — Guérison rapide par l'Ergotine.

25. En 1852, M. le curé de Cressin, arrondissement de Belley (Ain), se fait à la paume de la main une plaie qui intéressait probablement l'une des artères de cette partie. Depuis plusieurs jours, quatre autres médecins avaient inutilement exercé des compressions méthodiques sur les artères, et employé sans succès les hémostatiques d'usage ; l'hémorrhagie reparaissait sans cesse.

Quand je vis le malade, il était *exsangue*. Je fis enlever les moyens de compression que je remplaçai par une compresse trempée dans une dissolution concentrée d'Ergotine, et maintenue en place *sans exercer aucune compression*. Je fis prendre en même temps au malade quelques cuillerées à café de cette dissolution, et l'hémorrhagie s'arrêta en peu d'instants pour ne plus reparaître. (Docteur Piollet).

8e OBSERVATION.

Ablation d'une tumeur érectile. — Guérison rapide par l'Ergotine.

26. J'enlevai sur la joue droite de la femme B..., de Chanaz, en Savoie, une tumeur érectile de la grosseur d'une amande. L'opération donna lieu à une hémorrhagie des plus rebelles, dont je triomphai complètement au bout de trois heures, en maintenant sur la plaie, pendant les deux premières heures, une compresse recouverte d'une couche très mince d'Ergotine, et par l'administration, à l'intérieur, de 25 centigrammes de cette substance.

Bien des fois j'ai été à même d'employer ce puissant hémostatique dans des cas semblables, et toujours avec le même succès. Je suis convaincu que cette découverte peut rendre d'immenses services sur les champs de bataille. (Docteur Piollet).

27. M. le Dr Piollet, auteur des trois observations qui précèdent, a toujours, ainsi que je l'ai conseillé dès le début, employé simultanément l'Ergotine à l'intérieur et à l'extérieur dans les hémorrhagies externes ; ce moyen, qui devrait être toujours suivi, paraît contribuer à l'arrêt du sang, ce qui s'explique par le ralentissement du mouvement circulatoire imprimé au système sanguin par l'action de ce remède.

Par des expériences faites sur moi-même, j'ai constaté, le premier, que l'Ergotine ralentit immédiatement la circulation (voyez mon *traité théorique et pratique de l'Ergot de seigle,* publié en 1846, p. 196); ce fait a été confirmé depuis par plusieurs médecins, notamment par les docteurs Sée et Piedagnel, membres de l'Académie de médecine de Paris, Guilland, membre de l'Académie des sciences de Savoie, etc. Les deux premiers ont reconnu de plus, en étudiant l'action physiologique de l'Ergotine, que la régularisation du pouls, la perte de sa force et de sa résistance, coïncidaient avec des modifications identiques dans le rithme et la force des battements du cœur. Ce résultat, observé dans un cas d'hypertrophie, les a conduits à tenter avec succès l'emploi de l'Ergotine comme succédanée de la digitale, dans les affections du cœur. (*Gazette médicale de Paris,* 1846).

4° ACTION CICATRISANTE DE L'ERGOTINE

28. Dans le cours des nombreuses expériences tentées sur divers animaux pour apprécier l'action de l'Ergotine dans les hémorrhagies traumatiques, nous avons toujours été frappé de ce fait, que la cicatrisation des plaies s'opérait avec promptitude et d'une manière remarquable. Dans la plupart des cas, en isolant les artères pour nos expérimentations, les tissus avaient été divisés, lacérés à plusieurs reprises; malgré cela, la réunion de ces tissus a toujours eu lieu avec *très peu d'inflammation et de suppuration,* quelquefois même par *première intention.* Quelques chirurgiens attribuent, avec quelque apparence de raison, cette singulière propriété de l'Ergotine au ralentissement qu'elle imprime à la circulation (27).

On a ainsi remarqué que cet agent hémostatique a la propriété de faciliter la cicatrisation des blessures, en prévenant l'inflammation des tissus, et en diminuant d'une manière très notable la suppuration des plaies (36). Sous l'influence de ce remède, les pansements n'ont pas besoin d'être renouvelés aussi souvent que par les moyens ordinaires, avantage qui permet de soustraire les plaies au contact de l'air, si souvent pernicieux dans ces cas, et de prévenir le développement d'accidents nerveux chez des blessés très impressionnables. Tels sont les résultats observés en Italie par quelques-uns de nos chirurgiens militaires pendant les campagnes de 1848-49, où ils ont pu apprécier cet effet remarquable de l'Ergotine dans les plaies d'armes à feu; ils ont vu souvent des chairs broyées, mutilées, reprendre bientôt l'état le plus normal possible, et marcher vers la cicatrisation avec une surprenante rapidité. En voici quelques exemples :

Large et grave blessure d'arme à feu.— Cicatrisation rapide par l'Ergotine.

29. Un soldat reçut un coup de feu qui lui fit une grave blessure lacero-contuse à la région palmaire de la main gauche, compliquée de dilacération de l'aponévrose, de la mise à découvert des tendons, et de brûlure assez grave à la circonférence de la plaie, qui, par sa nature et sa localité, pouvait faire craindre de graves accidents nerveux, tels que le trismus et le tétanos.

L'Ergotine pouvant être employée sans inconvénient sur les tissus mis à nu, j'en fis une dissolution *au dixième,* avec laquelle j'imbibai de petits plumasseaux de charpie dont je couvris toute la blessure. Cette première application fut recouverte d'autres plumasseaux plus gros et toujours bien imbibés d'Ergotine, de manière à dépasser de trois centimètres environ la circonférence de la blessure. Ce double plan de charpie fut maintenu par des compresses et un bandage approprié, appareil que je n'eus besoin de renouveler que le cinquième jour. A cette époque j'observai les signes non douteux d'une bonne suppuration, quoique peu abondante. En effet, l'appareil étant enlevé, la surface de la plaie était belle et végétante, ses bords tendaient visiblement à la cicatrisation, qui fut complète au bout de quinze jours à l'aide des moyens ordinaires.

Par cette observation, j'ai pu me convaincre que l'Ergotine possède, à haut degré, la propriété cicatrisante ; à mon avis, elle présente une ressource très utile dans les brûlures en général. (Docteur Furno, chirurgien major des armées sardes).

Coup de feu à la main gauche. — Amputation du bras. Cicatrisation difficile par les moyens ordinaires, et rapide par l'Ergotine.

30. M. Feyge, d'Aiguebelle (Savoie), sous-lieutenant dans la brigade de Savoie, fut blessé en mai 1848, à *Summa Campagna,*

d'un coup de feu à la main gauche ; l'amputation de l'avant-bras devint nécessaire trois jours après.

Après *six mois* de traitement de toute espèce, la plaie n'avait pu se cicatriser, et de fortes douleurs se faisaient sentir dans la partie amputée. L'Ergotine fut alors employée. On entoura le moignon et la plaie de compresses imbibées de cette substance, et on renouvela le pansement tous les deux jours d'abord, puis tous les trois ou quatre jours, à mesure que la guérison s'opérait. Après un mois de ce traitement, la cicatrice fut complète, toute inflammation dissipée, et ce brave militaire n'a bientôt plus ressenti, dès lors, les douleurs qui étaient continuelles avant l'emploi de l'Ergotine. (Docteur Brunier, d'Aiguebelle).

Emploi de l'Ergotine dans la guerre d'Orient.

31. Au début de cette longue campagne, j'adressai aux gouvernements en lutte, français, sarde, anglais et russe, un mémoire détaillé sur l'emploi de l'Ergotine chez les blessés, en leur indiquant même les moyens de préparer le remède dans les ambulances et les hôpitaux temporaires. Voici les résultats de ces divers envois :

France. Le maréchal Vaillant, alors ministre de la guerre, m'adressa le 2 mai 1855 une lettre de remercîments, ajoutant : *Le conseil supérieur de santé militaire, que j'ai consulté, ne peut autoriser que l'usage des seuls remèdes officiellement approuvés par l'une des deux facultés de Paris ; l'Ergotine, malgré les nombreuses observations publiées, n'ayant point encore été l'objet de cette formalité, ne peut être utilisée en France dans les hôpitaux de guerre.*

A cette époque déjà, les propriétés de l'Ergotine en avaient partout généralisé l'emploi ; le conseil supérieur de santé militaire a-t-il bien compris toute l'étendue de ses devoirs en faisant à mon offrande, toute désintéressée, la réponse qu'on vient de lire? (1)

32. **G^nt^ Sarde.** L'Académie Royale de médecine de Turin renvoya, *séance tenante,* mon mémoire à son comité de publication, pour le faire promptement paraître dans le *Journal des sciences médicales,* qui résume les travaux de ce corps savant. Plus tard, le CONSEIL SUPÉRIEUR DE SANTÉ MILITAIRE m'adressait, le 23 février 1855, une lettre d'où j'extrais ces lignes : « Appréciant dignement l'efficacité de votre découverte, l'Ergotine, employée tant à l'intérieur qu'à « l'extérieur dans les hémorrhagies, les blessures « d'armes à feu et d'instruments tranchants, le conseil « s'est empressé d'en faire faire une suffisante provision, pour en fournir le corps d'armée destiné à « l'expédition d'Orient. Signé Riberi. »

33. **Angleterre.** Par sa dépêche du 4 juin 1855, S. E. sir Hudson, ambassadeur anglais à Turin, m'écrivait : « D'ordre de S. E. lord Clarendon, ministre « des affaires étrangères de S. M. la Reine, je m'empresse de vous donner l'agréable nouvelle que votre « *Mémoire sur l'emploi de l'Ergotine chez les malades* « *et les blessés de l'armée d'Orient,* ayant été soumis à « l'examen d'une commission médicale, il en est

(1) Malgré ce refus, j'ai cru devoir, à l'occasion de la guerre actuelle, chercher à faire profiter nos blessés des bienfaits de l'Ergotine, et j'ai adressé à ce sujet, le 25 août 1870, au ministre de la guerre, général Palikao, un mémoire dont j'ignore jusqu'ici le sort.

« résulté un rapport favorable ensuite duquel le gou-« vernement de S. M. a décidé que l'emploi de ce « remède aurait lieu dans les hôpitaux de campagne « en Crimée. »

Le 30 du même mois, sir Hudson m'annonçait, ensuite d'une nouvelle dépêche de lord Clarendon, que « le directeur général du département médical de « l'armée avait reçu ordre de se pourvoir auprès de « moi de toute l'Ergotine nécessaire. »

34. **Russie.** Par sa lettre du 13 août 1854, M. le comte de Pinabel, consul général de Russie à Gênes, m'écrivait ce qui suit :

« Je me fais un devoir et un plaisir de vous annon-« cer que S. M. l'Empereur, mon auguste Maître, sur « le rapport qui lui a été fait au sujet de l'action de « l'Ergotine dans les blessures, a ordonné d'accepter « le mémoire que vous avez bien voulu transmettre à « son gouvernement. Et, d'ordre de S. M., j'ai en « même temps l'honneur de vous prier de nous adres-« ser au plus tôt de nouvelles indications les plus « détaillées, sur tout ce qui concerne l'emploi et la « préparation de ce remède, qui est d'un si grand « secours pour nos blessés. Dans l'espoir d'une ré-« ponse favorable, agréez, etc. »

Ayant satisfait à ce désir, je reçus le 23 novembre 1854, du même consul, une dépêche ainsi conçue :

« S. M. l'Empereur, voulant vous récompenser de « votre découverte, l'Ergotine, qui a été si utile à nos « blessés, et désirant vous donner à ce sujet un gage

« de sa satisfaction impériale, a daigné vous nommer « commandeur de son ordre impérial de Sainte-Anne. « Dès que les insignes de l'ordre et le brevet seront « arrivés de Saint-Pétersbourg, je m'empresserai de « vous les transmettre. »

En me faisant quelque temps après tenir la croix et le brevet, M. le consul général m'apprit, de la part du ministre des affaires étrangères, *que l'Ergotine avait été surtout utile dans la cure des blessures fraîches et des abcès ouverts, et fort souvent comme remède interne dans les vomissements, crachements de sang, etc.*

Ulcères divers. — Suppuration fétide.
Plaies saignantes.

35. M. le docteur Puget, médecin à la Roche (Haute-Savoie), a fort souvent employé l'Ergotine avec succès dans des cas d'ulcères atoniques et rebelles, de nature scrofuleuse, scorbutique ou variqueuse, dont il a obtenu la cicatrisation qui avait résisté à tous les moyens ordinaires.

D'autres médecins ont utilement employé l'Ergotine dans les plaies saignantes et gangreneuses, dans les ulcères sordides et chroniques, dans la suppuration fétide des mognons et autres cas analogues.

Enfin, en 1854, M. le docteur et professeur Domenget, de Chambéry, m'a communiqué l'observation suivante :

Une femme, âgée de 72 ans, était atteinte depuis plusieurs années d'un ulcère fongueux qui intéressait les deux tiers de l'étendue du sein. A chaque pansement, la malade perdait environ soixante grammes de sang. Je mouillai un plumasseau de charpie avec une dissolution d'Ergotine *au cinquantième*, et je conseillai de ne pas l'enlever avant ma visite du lendemain. J'opérai alors le pansement avec précaution, et je fus surpris de ne pas voir suinter une seule goutte de sang. Dès ce moment, sous l'influence du remède, la cicatrisation du vaste ulcère fut complète au bout de cinq semaines. Toute la croûte tomba dans un même pansement, en laissant voir la cicatrice qui était uniforme et n'avait besoin que de s'affermir.

RÉSORPTION PURULENTE.

36. Un fait affligeant auquel la science cherche depuis longtemps un remède, c'est l'étonnante mortalité qui frappe les amputés de certains hôpitaux, surtout ceux des grandes villes, où, par suite de résorption purulente, le chiffre des morts atteint et dépasse même quelquefois les TROIS QUARTS des opérés.

L'Ergotine paraît apporter dans ces cas une notable modification.

Le corps médical de Bordeaux, guidé par les résultats obtenus de l'emploi de l'Ergotine dans des plaies et blessures, eût l'idée de l'administrer à *l'intérieur* chez les amputés. Les chirurgiens en chef des hôpitaux de cette grande cité en prescrivirent deux à trois grammes par jour, en dissolution dans un peu d'eau, dès le jour de l'opération et pendant quinze à vingt jours. M. le docteur et professeur Denucet, chirurgien en chef de l'hôpital Saint-André, me dit à ce sujet, à mon passage à Bordeaux le 25 novembre 1868: « Depuis un an que nous employons ainsi l'Ergotine, « nous avons obtenu des résultats inattendus. Le chif-

« fre de la mortalité de nos amputés, qui était au-
« paravant de SOIXANTE-DIX à SOIXANTE ET QUINZE
« POUR CENT, est tombé à VINGT POUR CENT. J'ai
« envoyé, il y a quelques mois, une note dans ce sens
« à un journal de médecine et de chirurgie de Paris. »

Sur l'autorisation de ce professeur distingué, j'adressai immédiatement, de Bordeaux même, à l'Académie des sciences de Paris, une note dont un extrait a été publié dans le numéro du 30 du même mois de ses comptes-rendus, et renvoyée à l'examen d'une commission qui ne paraît pas s'en être bien occupée depuis.

Il est vraiment fâcheux que des faits d'une si haute importance passent inaperçus, et que les hommes éminents, spécialement chargés de les étudier, ne se fassent pas un rigoureux devoir de remplir, dans toute son étendue, l'utile et honorable mission qui leur est confiée !

DEUXIÈME PARTIE

HÉMORRHAGIES INTERNES

37. En dehors de la guerre, c'est à *l'intérieur* que l'Ergotine est le plus souvent employée dans la pratique civile. Les principales affections que ce remède est appelé à combattre sont les suivantes :

- Bronchites chroniques et aiguës ;
- Diarrhées chroniques (certaines) ;
- Epistaxis ;
- Hématémèse ;
- Hématurie ;
- Hémophtisie ,
- Hémorrhagie intestinale, suite de dyssenterie ;
- Incontinence d'urine ;
- Inertie de la matrice ;
- Ménorrhagies ;
- Métrorrhagies ;
- Matrice (affections de) ;
- Palpitations de cœur ;
- Paralysie du rectum ;
- Paralysie de la vessie ;
- Scorbut ;
- Spermatorrhées anciennes et rebelles.

Dyssenteries ; diarrhées chroniques ; scorbut.

38. Si les hémorrhagies du nez, de la vessie et du poumon ne sont, en campagne, que des accidents isolés, il n'en est pas de même de la *dyssenterie,* qui prend souvent des proportions considérables, et met parfois hors de combat autant d'hommes que le fer et la mitraille.

L'Ergotine produit dans ce cas d'aussi beaux résultats que dans les autres hémorrhagies.

La *Gazette médicale de Paris,* du 4 août 1852, contient une observation des plus remarquables, relative à une femme atteinte d'une dyssenterie rebelle qui avait depuis plusieurs mois résisté à tout autre moyen, et qui céda bientôt à l'emploi de l'Ergotine.

39. Les fièvres typhoïdes qui ont, en 1853, régné en grand nombre à Genève, étaient accompagnées de nombreuses dyssenteries que l'Ergotine a combattues avec succès. MM. les docteurs Rillet et Lombard, médecins des hôpitaux civils, ont communiqué à la Société de médecine de Genève les heureux résultats qu'ils avaient obtenus dans ce cas, et cette Société m'en a fait adresser une communication par l'organe de son secrétaire, le docteur Chenevière.

40. M. le docteur Fonteyral, médecin à Eymet (Dordogne), a publié, en 1854, dans le *Journal des sciences médicales de Montpellier*, t. VI, p. 293, t. VII, p. 242 et 340, et 28 février 1857, une série d'intéressantes observations de dyssenteries chroniques guéries par l'Ergotine, à la dose de 2 et 3 grammes dans une potion, et il compare la puissance et la promptitude d'action de ce médicament dans les diarrhées et les dyssenteries chroniques, à celle du quina dans les fièvres intermittentes. « Si l'on veut bien, dit-il (p. 349), « ne pas oublier qu'avant de recourir à l'Ergotine de « M. Bonjean, j'ai, dans toutes les circonstances, de- « mandé les secours de la thérapeutique émolliente, « astringente et narcotique, que ces secours m'ont « fait défaut dans la majeure partie des cas que j'ai « cités, que les effets que j'en attendais ont été nuls, « on sera, dès lors, aussi intimement convaincu que je « le suis moi-même de la supériorité relative de l'Er- « gotine. »

41. Les diarrhées chroniques, comme les dyssenteries, sont aussi très utilement combattues par l'Ergo-

tine, lorsqu'il y a irritation nerveuse et vascularité capillaire artérielle dans les membranes muqueuses, par conséquent dans les cas où les sédatifs nerveux, les contro-stimulants et déprimants, et les angio-asthéniques sont indiqués.

En 1855, M. le docteur Massolaz, alors médecin de bataillon dans le corps d'armée d'expédition sarde en Orient, plus tard professeur de pathologie à l'université secondaire de Chambéry, aujourd'hui médecin major de 1re classe (en France), a fait un heureux emploi de l'Ergotine dans les diarrhées chroniques qui furent la continuation du choléra, dont le germe toxique affaibli, mais non éteint, dominait encore la constitution médicale de Balaclava. Sur deux mille malades que renfermaient, en juillet et août 1855, les hôpitaux temporaires et de dépôt, presque quinze cents furent atteints de l'épidémie diarrhéique, et, avant d'en venir à l'Ergotine, on épuisa inutilement tout autre moyen disponible. M. Massolaz a présenté sur ce sujet, à l'Académie de médecine de Paris, le 5 août 1856, une note qui a été publiée dans le bulletin de ce corps savant et dans les principaux journaux de médecine.

42. L'action de l'Ergotine, toute *dynamique,* la rend préférable dans ces cas aux astringents qui, tous, présentent plus ou moins les inconvénients inhérents à leur nature. M. le docteur Chesney, de Bonneville (Savoie), se loue beaucoup aussi de l'emploi de ce remède dans ces maladies, où l'opium est contre-indiqué, comme dans les symptômes cérébraux qui accompagnent l'état typhoïde grave.

43. Le scorbut cède assez facilement à l'action de l'Ergotine; je me borne à en citer un seul exemple:

Les deux frères Petit, affectés du scorbut en 1846, présentaient tous deux des taches pétéchiales sur le cou, et un suintement sanguin sur toute la superficie des gencives avec plaie et odeur infecte. Je les soumis au traitement suivant:

Ergotine Bonjean	1	gramme.
Limonade au citron	1.000	»

à boire par verrée dans les 24 heures.

Ergotine Bonjean	2	»
Extrait de quina.	2	»
Infusion de germandrée ou autre analogue	150	»

Après 48 heures de ce traitement, le suintement sanguin avait complètement disparu; les gencives étaient plutôt sèches qu'humides, et les taches pétéchiales, auparavant d'une teinte noire, étaient devenues roussâtres.

Ces remèdes, continués pendant huit jours, ont amené les deux malades à une guérison qui a été complète douze jours ensuite.

Dans plusieurs cas de ce genre, le suintement sanguin a cessé après 24 heures, et la guérison complète au bout de huit jours. (Docteur Simon, médecin au Châtelard, Savoie).

TROISIÈME PARTIE

Modifications apportées par l'Ergotine à l'action caustique du perchlorure de fer

44. En 1853, le docteur Pravaz, praticien distingué de Lyon, conseilla l'emploi du perchlorure de fer liquide à 30 degrés dans le traitement des anévrismes et des tumeurs érectiles, veineuses et artérielles. Cette proposition eut alors dans la presse de tout genre un immense retentissement, et des chirurgiens célèbres obtinrent, de l'emploi de ce sel, des résultats d'une valeur reconnue.

Mais le temps et l'expérience, qui ramènent toute découverte à sa juste valeur, ne tardèrent pas à démontrer que le produit tant vanté présentait de sérieux inconvénients. Si le perchlorure de fer coagule le sang d'une manière prompte et facile, il possède en outre une action *caustique* qui en limita bientôt considérablement l'usage. Il fut en effet reconnu qu'il tend à resserrer les parois artérielles et à les durcir, qu'il cause souvent une vive inflammation des parois du sac anévrismatique, et quelquefois même la gangrène du membre, ou des hémorrhagies mortelles. Dans tous les cas, lors même que ces inconvénients ne se présentent pas partout avec des symptômes aussi graves, l'application *Pravaz* demande à l'opérateur la plus grande circonspection.

45. Quelques praticiens ont attribué cette action caustique du perchlorure de fer à son degré de con-

centration, et ont cru que, à un plus faible degré, quinze ou vingt par exemple, il devait en être entièrement privé. Il n'en est pas ainsi, et, quelqu'affaibli qu'il soit, pourvu cependant qu'il puisse encore coaguler le sang, ce sel conserve ses propriétés corrosives qui paraissent inhérentes à sa nature même.

46. En faisant des essais sur l'action coagulante du perchlorure de fer à divers degrés de concentration, j'ai reconnu, le premier, je crois, qu'à *huit degrés* seulement, il produit encore sur le sang une coagulation suffisante pour donner lieu au caillot désiré. Avec *dix* à *douze* gouttes de cette solution, qui ne représentent que *trois* gouttes de la solution à *trente degrés,* j'ai toujours pu coaguler un centilitre de sang chaud et veineux. La coagulation est aussi prompte qu'avec le perchlorure de fer à trente degrés, mais la consistance du caillot est moins ferme, quoique suffisante. Eh bien, ainsi affaibli à *huit* degrés, ce sel de fer est encore susceptible de produire, sur les artères, tous les phénomènes d'inflammation et de désorganisation reconnus à sa dissolution concentrée (1).

M. Barrier, chirurgien en chef de l'Hôtel-Dieu de Lyon, qui a bien voulu, à ma prière, répéter ces expériences, a obtenu les mêmes résultats.

47. Ce grave inconvénient enleva au sel qui nous

(1) Pour se procurer, *sans instrument*, du perchlorure de fer à huit degrés, il suffit de mélanger *une* partie de ce sel à *trente* degrés avec *trois* parties d'eau, en poids ; le mélange s'opère sans trouble apparent, et il peut se conserver longtemps sans s'altérer, en le privant autant que possible du contact de l'air.

occupe une grande partie des espérances nées de ses premières applications ; il le fit tomber dans une espèce d'abandon, sinon d'oubli, et lui fit perdre cette popularité dont il avait joui à ses débuts. En signalant cette fâcheuse propriété de l'hémostatique-Pravaz, la presse médicale fut unanime pour solliciter des recherches propres à la faire disparaitre.

Je répondis à cet appel.

L'Ergotine, on l'a vu (28), possède à un haut degré la propriété de prévenir, en tout ou en partie, l'inflammation des tissus dans les plaies ouvertes, ou de l'amoindrir quand elle existe ; j'ai pensé que son union avec le perchlorure de fer pourrait amener, d'une manière plus ou moins satisfaisante, la solution désirée. J'ai donc essayé, dans les proportions suivantes, ce mélange sur des animaux de différente nature ; les résultats ont surpassé mon attente.

Pr. Ergotine-Bonjean . . . . 6 gram.
Perchlorure de fer à 30 degrés. . 15 »
Eau. . . . . 45 »

Faites dissoudre l'Ergotine dans l'eau, et ajoutez le perchlorure. Le mélange se conserve plusieurs mois sans s'altérer.

Les expériences suivantes ont été faites avec le concours de MM. Sclaverani, médecin en chef, et Becchis, vétérinaire en premier, du régiment des chevau-légers de Montferrat, alors en garnison à Chambéry.

1re EXPÉRIENCE

Artère carotide injectée avec le perchlorure de fer à huit degrés, sans Ergotine.

CHEVAL MORVEUX ; TAILLE ET AGE MOYENS.

48. Le 29 décembre 1853, après avoir mis à découvert et isolé l'artère carotide droite, on intercepte la circulation au moyen de deux fils placés à six centimètres de distance; au centre de cet espace, et au moyen de la seringue d'Anel aiguisée et modifiée pour la circonstance, on fait une seule piqûre par laquelle on injecte *un gramme* de perchlorure de fer à *huit* degrés. Il n'est point sorti de sang; la coagulation a été immédiate. On supprime les ligatures 50 minutes après, et on laisse la plaie ouverte pour pouvoir suivre les phases de l'opération.

2e EXPÉRIENCE

Même cheval.— Injection avec le perchlorure de fer uni à l'Ergotine.

49. Cette opération a été faite 70 minutes après la précédente. Après avoir lié sur deux points, et à cinq centimètres de distance, l'artère glosso-faciale gauche, on injecte au centre *un gramme* de perchlorure de fer *à huit degrés uni à l'Ergotine* (47). La coagulation du sang est immédiate dans tout le parcours de l'artère compris entre les deux ligatures. Vingt minutes après on supprime les ligatures, et, comme pour la carotide, la plaie est tenue à découvert.

50. Le lendemain, la carotide est *presque noire ;* la glosso-faciale est d'un *rouge-brun.*

Le 26, la carotide est *noire,* enflammée et dure, la dureté s'étend en avant et en arrière des ligatures; la partie injectée de la glosso-faciale est dure, moins enflammée que la carotide.

Le 1er janvier suivant, la carotide *s'est rompue par la gangrène,* et a complètement disparu sur une longueur de huit centimètres.

La glosso-faciale conserve l'aspect physique du 26 décembre.

L'animal succombe le lendemain à sa maladie.

Autopsie faite le 3 janvier

51. *Artère carotide.* L'extrémité supérieure présente dans son bord inférieur, et sur une longueur de deux centimètres, deux points de gangrène et une inflammation qui est plus forte à l'intérieur qu'à l'extérieur. Elle renferme un caillot d'un rouge foncé, dur, élastique, long de six centimètres, adhérent seulement sur le point de l'inflammation, et libre dans le reste de son étendue; ce caillot est aussi plus noir au point de son adhérence. L'extrémité inférieure présente également, dans son bord supérieur, les caractères d'une inflammation gangreneuse sur une longueur de deux centimètres, remplie par un caillot de même étendue, adhérent seulement par un point comme le caillot de l'extrémité supérieure.

52. *Artère glosso-faciale.* Cette artère *est restée intacte.* Elle présente à l'extérieur une couleur normale, excepté sur un point correspondant à une partie du

caillot qu'elle renferme, et qui lui donne, sur une longueur d'un centimètre, une couleur bleuâtre. Ce vaisseau ouvert, on observe un caillot d'un beau rouge clair, vermiforme, de 22 millim. de longueur, et adhérent sur toute son étendue ; à partir de l'extrémité postérieure de ce caillot, l'artère est le siége d'une inflammation bénigne, adhésive, avec transsudation de matières plastiques. Cette légère inflammation existe aussi dans l'étendue des parois de l'artère correspondante au caillot.

3e EXPÉRIENCE

Mouton adulte et sain. — Injection avec le liquide de l'expér. 2e (49).

53. Le 8 janvier 1854, l'artère carotide droite étant comprimée sur deux points avec les doigts à une distance de six centimètres, on injecte un quart de gramme de perchlorure de fer à *huit degrés*, uni à l'Ergotine. Après huit minutes, le coagulum étant trop mou, on fait une nouvelle injection d'un quart de gramme par la même piqûre. Cette fois le caillot offre une dureté suffisante. — La compression est supprimée au bout de dix minutes. On réunit la peau par quelques points de suture, et l'animal est conservé jusqu'au 4 mai suivant, soit près de quatre mois, pendant lesquels il n'a présenté aucun phénomène anormal apparent.

L'autopsie faite le 4 mai a révélé les mêmes résultats essentiels que pour l'artère glosso-faciale (52). Les différences observées dans ces deux cas ne méritent pas une mention particulière.

CONCLUSIONS

54. De l'ensemble des expériences et des résultats qui composent cette troisième partie de l'ouvrage, il a été permis à MM. Sclaverani et Becchis de formuler les conclusions suivantes :

1° Le perchlorure de fer, même à huit degrés de concentration, possède encore une action très irritante sur les tissus artériels ; l'inflammation qui en résulte, dépassant les limites de l'inflammation adhésive, détermine plus tôt la gangrène et la désorganisation de ces tissus ;

2° L'union de l'Ergotine au perchlorure de fer, conseillée par M. Bonjean, corrige l'action caustique de ce sel, et détermine sur les parois et les troncs artériels une inflammation bénigne, adhésive, telle qu'on la désire pour obtenir leur complète oblitération ;

3° Il paraît que l'action de ce *composé* se limite à la membrane interne, dont l'adhérence avec le coagulum a seule le pouvoir d'oblitérer les troncs artériels ;

4° Bien que la membrane moyenne participe un peu à l'état inflammatoire qui s'irradie de la membrane interne, elle ne subit cependant que fort peu d'altération dans ses caractères physiques et organiques ;

5° Le coagulum, réduit aux seules parties fibrineuses du sang, revêt la membrane interne en prenant la forme d'une tumeur cystique, dont l'involucre immédiat est constitué par cette même membrane qui lui adhère étroitement dans toute sa longueur et sa circonférence ;

6° L'adhérence de la membrane interne avec le coagulum est plus serrée et plus compacte aux deux extrémités du coagulum; ce caractère est plus prononcé à l'extrémité cardiaque qu'à l'extrémité périphérique ;

7° Cette membrane interne parait aussi adhérer elle-même aux deux extrémités du coagulum, et former, par elle seule, le premier moyen d'oblitération ;

8° L'oblitération des vaisseaux doit être attribuée entièrement aux deux espèces d'adhérences que la tunique interne a contractées, soit avec elle-même, soit avec le coagulum ;

9° Après quatre mois, on n'a rien pu établir de positif quant à la transformation définitive du coagulum ; dans ces expériences, et après ce laps de temps, le coagulum était encore visible sous forme vermiculaire, à extrémités amincies, dans une artère de trois millimètres de diamètre.

Il reste donc suffisamment établi que, par son union avec l'Ergotine, le perchlorure de fer se trouve privé de l'action caustique qui en a tant restreint l'emploi, et qu'il peut être ainsi prescrit sans inconvénient dans toutes les circonstances où son application est jugée utile.

QUATRIÈME PARTIE

Formules, doses et modes d'emploi de l'Ergotine

1° USAGE EXTERNE

55. HÉMORRHAGIES GRAVES.

Pr. Ergotine-Bonjean. . .	10 gram.
Eau	100 »

Cette dissolution s'altère rapidement ; il ne faut la préparer qu'à mesure du besoin.

On imbibe de cette dissolution la charpie que l'on applique sur la plaie, en comprimant quelque temps d'une façon modérée, et on l'arrose de temps en temps avec la même dissolution, pour remplacer celle qui se trouve entraînée par le sang de la blessure les premiers moments de l'application du tampon, et entretenir un contact immédiat entre le liquide cicatrisant et les lèvres de la plaie. La compression exercée sur la charpie doit être suffisante pour empêcher tout écoulement sanguin, mais non assez forte pour *intercepter la circulation* dans le vaisseau malade.

Lorsque le tampon, n'étant plus arrosé depuis quelque temps, commence à se dessécher, que l'on a pu, sans causer le retour de l'hémorrhagie, diminuer insensiblement la pression jusqu'à pouvoir la supprimer entièrement, bien que *momentanément*, on peut croire que le caillot obturateur est formé. Alors, maintenant la compression d'une main, et prenant toutes les précautions possibles pour éviter la moindre secousse à la partie blessée, on recouvre la première charpie d'un nouveau plumasseau de même nature, toujours imbibé d'Ergotine, et on fixe le tout à l'aide d'une bandelette de toile, qu'on peut enlever au bout de deux, trois ou quatre jours, suivant la circonstance.

La plaie est ensuite pansée comme dans la pratique ordinaire; les vaisseaux se cicatrisent ainsi *sans oblitération ni altération de leur calibre* (6), et il n'y a presque pas d'inflammation ni de suppuration (28).

56. Quelques médecins remplacent avantageusement la solution aqueuse d'Ergotine par le glycérolé suivant :

Pr. Ergotine-Bonjean. . . . 10 gram.
Glycérine. . . . . 100 »

Opérez la dissolution dans un mortier de verre ou de porcelaine.

57. Dans les cas urgents, on peut faciliter l'arrêt du sang en ajoutant à la dissolution d'Ergotine quelques gouttes de *perchlorure de fer* à 30 degrés ; l'addition de ce sel hâte la formation du caillot, sans irriter les tissus (44).

58. Dans les hémorrhagies de ce genre, M. le docteur Hannon, de Bruxelles, conseille le composé suivant :

« Pr. acide benzoïque . . . . 4 gram.
« Sulfate d'alumine et de potasse (alun) 12 »
« Ergotine-Bonjean. . . . . 8 »
« Eau . . . . 100 »

« On fait bouillir le tout pendant trente minutes dans

« une capsule de porcelaine, en agitant sans cesse, et « en remplaçant par de l'eau chaude celle qui s'éva- « pore. En concentrant ce liquide jusqu'à consistance « d'extrait, on obtient un produit qui serait bien supé- « rieur à l'eau de *pagliari,* et M. Hannon le regarde « comme l'hémostatique le plus énergique connu « jusqu'à ce jour. Pour l'emploi externe, on en étend « une couche plus ou moins épaisse sur le siége même « de l'hémorrhagie. » (*Annuaire thérapeutique de Bouchardat,* 1855, p. 210).

59. PLAIES, BLESSURES, ETC.

Dans les hémorrhagies de faible nature, et comme cicatrisante, antiputride, etc., l'Ergotine s'emploie à bien plus faible dose que pour les hémorrhagies traumatiques. La formule suivante peut servir de règle, en augmentant un peu la dose d'Ergotine, suivant qu'on a besoin d'obtenir un résultat plus prompt et plus actif :

Pr. Ergotine-Bonjean . . . 2 gram.
Eau . . . . 50 »

Faites dissoudre, et ne préparez qu'à mesure du besoin.

60. Quelques médecins prescrivent le mélange suivant dans les plaies saignantes et gangreneuses, les ulcères sordides et chroniques, la suppuration fétide des moignons et autres cas analogues, comme participant à la fois des propriétés de l'Ergotine et de la glycérine.

Pr. Ergotine-Bonjean . . . 5 gram.
Glycérolé d'amidon. . . . 100 »

2° USAGE INTERNE

Potion d'Ergotine

61. Pr. Ergotine-Bonjean. . . . . 1 gram.
Eau. . . . . 75 »
Sirop de sucre ou de fl. d'oranger. 25 »

par cuillerée à bouche, d'heure en heure, dans les hémorrhagies ordinaires, crachements et vomissements de sang, etc.

Cette potion s'altère facilement ; il ne faut la préparer qu'à mesure du besoin.

62. M. le docteur Trousseau, membre de l'Académie de médecine de Paris, conseillait la potion suivante, par cuillerée à bouche dans les vingt-quatre heures, dans les hémorrhagies de même nature, et surtout contre la métrite chronique :

Pr. Ergotine-Bonjean. . . 2 gram.
Eau de mélisse . . . . . 100 »
Sirop d'écorce d'orange . . 40 »

Dragées d'Ergotine

63. Quand l'usage du remède doit être continué pendant quelque temps, la potion, le sirop même présentent l'inconvénient d'une trop facile altération, surtout en été, en raison du principe azoté très fermentescible que renferme l'Ergotine. Dans ce cas, les *dragées d'Ergotine* réunissent, en thérapeutique, les avantages incontestables d'un dosage facile, d'une administration commode, et d'une conservation assurée. Chaque dragée, préparée d'après les procédés de

M. Laurent, approuvés par l'Académie de médecine de Paris dans sa séance du 29 janvier 1856, contient quinze centigrammes de principe actif. L'Ergotine s'y trouve en nature, à doses uniformes, et simplement recouverte d'une couche sucrée qui lui assure une conservation indéfinie.

64. J'ai précédemment indiqué les formules usitées contre la dyssenterie (38) et le scorbut (49).

65. Pour les hémorrhagies nasales, rebelles dans ces affections où le sang, devenu plus fluide, s'arrête difficilement, comme dans les fièvres typhoïdes, etc., on fait renifler au malade de la dissolution d'Ergotine au dixième (55), on en injecte dans la narine par où s'écoule le sang, et on introduit ensuite dans cette narine un petit tampon de charpie imbibé de la même dissolution. On aide l'action *externe* du remède par l'administration, à *l'intérieur,* de la potion d'Ergotine (61), par cuillerée à café tous les quarts d'heure jusqu'à ce que l'hémorrhagie ait cessé, puis toutes les heures, pendant un jour, pour prévenir les rechutes.

Par sa lettre du 6 avril 1845, M. le docteur Cossu, président de la Faculté de médecine de Cagliari (Sardaigne), me communiquait un cas de guérison de ce genre, relative à un soldat menacé de mort par une épixtaxis que rien n'avait pu arrêter. « Cette préparation, dit l'honorable professeur, est, de tous les « moyens connus, le plus efficace pour combattre les « hémorrhagies, et c'est à vous, Monsieur, qu'appar- « tiendra pour toujours la gloire de cette utile découverte. »

CINQUIÈME PARTIE

Diarrhées épidémiques des camps. Affections chlolériformes.

66. Il y a quelques années, la thérapeutique ne possédait que des moyens imparfaits d'obtenir, dans les diarrhées par atonie, le choléra épidémique et autres affections nerveuses de l'appareil digestif, une réaction franche et soutenue des systèmes nerveux et vasculaire sanguin, *sans s'exposer à une irritation excessive ;* elle était encore à rechercher un agent doué de la propriété de *tonifier sans produire d'irritation,* et de *calmer le système nervéux en maintenant et activant les fonctions digestives..*

La préparation éthérée que j'ai créée en 1854 sous le nom de

ÉLIXIR DE SANTÉ

réunit toutes ces conditions. Son action est presque toujours prompte et durable, quelquefois instantanée.

67. Voici, sur sa nature et sa composition, des détails que le médecin doit connaître.

L'éther sulfurique, on le sait, constitue la plus grande ressource médicale pour combattre les affections nerveuses en général, surtout les névroses de l'estomac.

Toutefois, au milieu de tant d'avantages, l'éther possède un grand inconvénient ; son action est rapide, mais en même temps *fugace, prompte à s'user*. Son insolubilité dans l'eau et son excessive volatilité font qu'il ne se mêle qu'imparfaitement aux substances auxquelles on l'associe ordinairement ; une partie seulement est absorbée, et ce qui entre dans la circulation en est rapidement éliminé par la voie de la muqueuse pulmonaire.

Pour parer à cet inconvénient, j'ai cherché à combiner l'éther au sucre dans une assez forte proportion, et à lui donner ainsi une fixité *qu'on n'avait pu obtenir jusqu'ici*. J'ai atteint ce but au moyen d'un appareil et de procédés de mon invention, que j'ai communiqués en 1856 à l'Académie de médecine de Paris, et en mai 1868, avec des plans à l'appui, à l'Académie des sciences. L'éther perd ainsi, dans la liqueur une fois formée, la sensation désagréable qu'il produit dans la bouche à l'état de pureté, et il ne s'évapore plus, *même après une exposition du liquide à l'air longtemps prolongée*,

Ce *sucre éthéré* est ensuite combiné, au moyen d'un liquide légèrement alcoolique, à de *légers excitants*, tels que l'écorce d'orange amère, le thé, la mélisse, l'anis et autres substances analogues, de manière à former ce qu'on appelle les *stimulants diffusibles*, généralement et avantageusement employés dans les diarrhées épidémiques, la cholérine et *au début* du choléra.

68. L'ensemble de ce nouveau composé laissait facilement prévoir ses applications dans les troubles nerveux de l'appareil digestif.

A quoi sont particulièrement dues les diarrhées ? A des causes qui agissent sur les intestins, en répercutant sur eux les fonctions transpiratoires de la peau, soit en surexcitant immodérément leur sécrétion, ou en produisant sur leurs membranes trop de relâchement, et, par suite, diminution des fonctions digestives.

On oppose ordinairement à ces indispositions des moyens toniques et excitants, dont l'action est le plus souvent limitée à l'organe digestif, et qui ne remédient pas aux troubles nerveux et fonctionnels de la peau, du cœur et du cerveau.

69. Par ses éléments, l'Elixir de santé réunit les qualités requises pour agir simultanément sur tous les organes dont les fonctions ont besoin d'être tonifiées, sans exposer à une irritation dangereuse. Il est à la fois tonique, digestif et sudorifique, en même temps que l'éther, qui y entre dans la forte proportion d'1/70e en poids, calme les céphalalgies qui accompagnent les troubles gastriques. Il est admis, du reste, que le choléra frappe le système nerveux des organes de la vie végétative, estomac, intestins, poumons et cœur. Or, c'est précisément sur les nerfs du système ganglionnaire qu'agit cette liqueur éthérée ; son action, dans les affections cholériformes, est donc toute naturelle.

Voici la copie textuelle de quelques-uns des rapports qui m'ont été adressés sur l'efficacité de ce produit dans les cas qui nous occupent.

70. Nous avons vu précédemment que l'Ergotine s'emploie dans certaines diarrhées (41). Suivant M. le

docteur Jarrin (1), qui en a, le premier, étudié l'action, l'Elixir de santé convient « dans les diarrhées passées « à l'état chronique, où il existe des engorgements « vasculaires veineux, atoniques, avec sécrétions sé- « reuses ou séro-sanguinolentes, sans être accompa- « gnées de douleurs et dans les cas où les selles con- « tiennent des aliments à demi digérés. »

Les diarrhées épidémiques et autres (dit cet honorable praticien dans un rapport de 1858), que produisent tant de causes diverses, les faiblesses et crampes d'estomac, les vomissements nerveux, etc., cèdent facilement à son influence médicatrice; mais c'est surtout dans la convalescence des fièvres intermittentes, paludéennes et rhumatismales, que cet élixir est avantageux pour aider l'estomac à reprendre ses fonctions.

Je suis convaincu que cette boisson doit rendre des services réels aux troupes en campagne, surtout dans les pays chauds, où la diarrhée et le choléra se manifestent d'une manière plus fréquente et plus soutenue; souvent même son emploi réussit à prévenir ces affections, en maintenant les forces digestives et le mouvement circulatoire du sang. Dans ces diverses circonstances, on obtient des résultats que, pour la plupart, on demanderait vainement aux autres agents thérapeutiques les plus accrédités en l'espèce.

71. A son départ pour l'Orient, le petit corps d'armée sarde fut pourvu d'une provision de l'Elixir de santé; la distribution en fut faite aux troupes, en Crimée, sur un ordre du jour du général en chef La Marmora, ensuite ministre de la guerre. Plus tard, sur l'avis favorable du conseil supérieur de santé militaire de Turin,

(1) **Médecin à Chambéry**, ancien médecin principal d'armée, officier des SS. Maurice et Lazare, décoré de la médaille de la valeur militaire.

ce produit fut prescrit dans les grands ports de Gênes, Naples et Ancône, par décision du ministre de la marine en date du 28 décembre 1861.

72. M. le docteur Millet, professeur à l'Université de Tours, a fait, le 7 avril 1854, la communication suivante à la Société de médecine de ce département :

Les résultats que j'obtiens depuis quelques années de l'emploi de l'Elixir de santé de M. Bonjean, m'autorisent à en résumer ainsi l'action médicale : Il est d'un effet puissant et merveilleux dans les cas de choléra, de cholérine grave, et même de choléra infantile. Des enfants de quelques mois, moribonds, atteints de choléra infantile, ont, pour ainsi dire, été ressuscités par cette admirable et héroïque préparation. Des vieillards épuisés par la cholérine la plus grave ont, en quelques heures, été rappelés à la vie qui était sur le point de les abandonner. Des adultes vigoureux ont, aux premières atteintes du mal, vu disparaître tout danger avec quelques cuillerées de cette liqueur.

Rapport du maire de Toulon (12 novembre 1865.)

73. Vous voudrez bien m'excuser si je ne vous ai point encore accusé réception de l'envoi charitable que vous avez bien voulu nous faire d'une caisse de votre Elixir de santé. La mort de mon secrétaire général et le désordre qui s'en est suivi pendant quelques jours au plus fort de l'épidémie, nous ont fait commettre involontairement un oubli qui pourrait paraître un acte d'ingratitude.

J'ai distribué votre Elixir à l'hôpital, aux ambulances et aux personnes qui m'entouraient. De tous côtés il m'est revenu qu'employé à temps et avec discernement, il avait toujours produit les plus heureux effets.

C'est certainement, selon l'avis général, l'un des meilleurs préservatifs contre les atteintes du choléra. Je suis heureux, Monsieur, de vous envoyer cette déclaration en vous remerciant de votre générosité.

Signé : AUDEMAR, maire.

Rapport du maire de Brest (26 octobre 1866.)

74. J'ai l'honneur de vous transmettre les renseignements que vous m'avez demandés sur l'emploi de la caisse d'Elixir de santé que vous avez si généreusement et si spontanément offerte à la ville de Brest, lors de la dernière épidémie de choléra qu'elle a subie dans les premiers mois de cette année.

Il résulte des informations recueillies près de MM. les médecins qui ont eu l'occasion d'en faire usage, que votre Elixir, employé à temps, et dans certains cas, peut rendre de bons services.

Il a été constaté que toutes les fois qu'il a été employé dans les diarrhées cholériformes et chez les convalescents de choléra, ses effets ont été prompts et sûrs, et qu'il peut être appliqué avantageusement dans les affections qui, de près, touchent à cette terrible maladie.

Signé : VIUIELL.

Rapport du gouvernement de la Guadeloupe

Cabinet du gouverneur — 6 décembre 1866.

75. J'ai reçu votre lettre datée de Chambéry du 4 novembre 1866, relative à la caisse d'Elixir de santé de votre invention, que vous avez adressée à la Guadeloupe, à l'occasion de l'épidémie de choléra qui y a régné à la fin de 1865 et dans les premiers mois de 1866.

Il est regrettable qu'il ne vous en ait pas été accusé réception; mais vous excuserez l'administration locale en raison de ses graves préoccupations du moment.

Vous trouverez au reste sous ce pli un titre émanant de M.

Walther, médecin en chef de la marine, chef du service médical à la Guadeloupe, qui constate que votre Elixir de santé a toujours produit de bons effets.

Il me reste à vous remercier, au nom de la colonie, du désintéressement et du louable dévouement dont vous avez fait preuve en venant au secours de notre malheureuse population décimée par un terrible fléau.

Voici le rapport du docteur Walther :

Nous médecin en chef de la marine à la Basse-Terre (Guadeloupe), certifions avoir employé plusieurs fois, avec succès, l'Elixir de santé dont M. Bonjean, pharmacien à Chambéry, s'était empressé d'adresser une caisse à l'administration de la Guadeloupe en raison de l'épidémie cholérique, mais seulement dans les cas de diarrhée séreuse avec atonie du tube digestif, et dans quelques cholérines. Il a toujours alors produit de bons effets.

L'épidémie étant à sa fin à la Basse-Terre quand l'Elixir de santé de M. Bonjean nous est parvenu, nous n'avons pu l'expérimenter dans des cas de cholérine confirmée.

Rapport du docteur Cabissol

Médecin à Toulon, membre du conseil municipal, etc.

(Lettre du 4 février 1867).

76. Vous me demandez mon avis sur la valeur thérapeutique de votre Elixir de santé, comparée à celle d'autres moyens employés pendant le cours de l'épidémie dont la ville de Toulon a eu tant à souffrir en 1865.

Et bien ! je puis vous affirmer, sans crainte d'être démenti, que votre préparation a fait merveille. Elle était dans toutes les maisons, pauvres ou riches, ordonnée ou non par les médecins, ce qui est une preuve de son efficacité reconnue par le peuple.

Ce que je puis affirmer aussi, pour l'avoir constaté tous les jours et éprouvé moi-même, c'est que je ne connais pas de moyen plus efficace et plus sûr pour arrêter les symptômes prodromiques du choléra : malaise, diarrhée, trouble de l'innervation, faiblesse musculaire, ralentissement du pouls; dans cet état, après avoir pris une ou deux cuillerées de l'Elixir de santé, une douce chaleur s'irradiant de l'estomac se répand à la périphérie, excite un sentiment de réparation et de bien-être; le calme et le courage renaissent, les troubles intestinaux s'apaisent, et tout rentre dans l'ordre et le calme de la santé.

Rapport du docteur Hubac

Médecin à Marseille, chev. de la Légion d'honneur, membre de la commission médicale de la marine, etc.

(Lettre du 2 avril 1867).

77. Je déclare qu'ayant fait usage, à Marseille, pendant diverses épidémies cholériques et dès 1854, de la préparation éthérée de M. Bonjean, je n'ai eu qu'à me louer de l'emploi de ce remède qui, pris au début de la maladie, n'a presque jamais manqué son effet, et qui, administré pendant le cours de cette maladie, a produit quelquefois en ma présence des résultats véritablement inespérés.

Mais, en dehors des cas de choléra pour lesquels l'universalité des médecins se plaît à constater l'efficacité de l'Elixir de santé, je puis ajouter qu'il rend des services incontestables dans presque toutes les maladies qui affectent diversement le tube gastro-intestinal.

Dans les diarrhées simples, j'ai vu ce remède, à la dose de quelques cuillerées, produire toujours des effets immédiats, et, dans les diarrhées plus sérieuses et dues soit à une atonie générale, soit à une affection chronique, etc., s'il n'amène pas une guérison radicale, il procure du moins, par les substances toniques et l'éther qui entrent dans sa composition, un soulagement et une amélioration que nul médicament n'eût pu donner à un si haut degré.

Rapport du docteur Bertulus

Professeur de médecine à Marseille, médecin de la marine dans ce port, chev. de la Légion d'honneur, etc.

(Lettre du 8 avril 1867).

78. Je déclare avoir constaté l'efficacité de l'Elixir de santé de M. Bonjean, dans le traitement de diverses affections spasmodiques et douloureuses de l'estomac et des intestins, et l'avoir employé notamment avec succès contre les dérangements des voies digestives qui, sous le règne du choléra asiatique, en sont souvent le signe avant-coureur.

79. C'est à Toulon, Marseille et autres villes du Midi que ma liqueur éthérée a été surtout appréciée pendant les épidémies de 1865 et 1866 ; à cette époque, M. le docteur Deviller, membre de l'Académie de médecine de Paris et médecin en chef du Paris-Lyon-Méditerranée, en avait prescrit l'emploi dans toutes les gares de sa région.

A Rochefort, M. le professeur Quesnel, directeur de la santé maritime, m'a dit à moi-même, en novembre 1868, que l'Elixir de santé leur rendait depuis quelques années de vrais services dans les diarrhées chroniques des malades qui arrivent de la Chine, de la Cochinchine, etc., et qui cèdent ainsi mieux et plus promptement que par tous autres moyens connus.

A Toulon, M. Roux, directeur de la santé maritime, et presque tous les médecins de cette cité, m'ont fait des déclarations analogues.

Affections traitées par l'Elixir de santé

80. En résumant les divers rapports qui précèdent, on voit que l'Elixir de santé peut être utilement employé dans les cas suivants :

Indigestions, digestions difficiles (dispepsies).

Faiblesses et crampes d'estomac (gastralgies).

Maladies nerveuses, avec débilité du tube digestif.

Convulsions, spasmes, syncopes.

Etouffements nerveux causés par une digestion difficile.

Pneumatose, ou formation de gaz intestinaux qui donnent souvent lieu aux coliques venteuses.

Asthme, les violentes quintes de toux et d'oppression pénibles qui en sont les symptômes.

Diarrhée par atonie.

Cholérine.

Choléra infantile.

Mal de mer.

Vomissements nerveux et bilieux.

Vomissements habituels chez les femmes hystériques et chez les femmes enceintes.

Convalescence à la suite du choléra, des fièvres intermittentes, paludéennes et rhumatismales, pour aider l'estomac à reprendre ses fonctions.

Migraines qui tiennent à une mauvaise digestion, etc.

81. L'Elixir de santé, suivant le docteur Perrotino qui a vécu longtemps dans des contrées où règne la *fièvre jaune,* peut être utilement prescrit dans la *seconde période* de cette grave maladie, caractérisée par des vomissements bilieux immodérés, qui produisent des évacuations cholériques abondantes et promptement pernicieuses.

L'Elixir de santé agit surtout sur les membranes muqueuses gastro-intestinales qui jouent un grand rôle dans la fièvre jaune; on l'administre dans la deuxième période comme léger tonique et sudorifique, pour calmer les vomissements et arrêter les selles, et avec plus de succès encore dans la convalescence, pour rétablir les fonctions digestives sur lesquelles cette préparation éthérée exerce une si puissante action.

A Rio de Janeiro, où cette maladie est presque endémique, MM. les docteurs Carron du Villards, d'Annecy en Savoie, et Bonjean, mon frère, ont obtenus dans ce cas des résultats aussi satisfaisants que possible.

Doses et modes d'emploi

82. Dans les digestions difficiles, les crampes d'estomac et autres cas analogues, une cuillerée à bouche d'Elixir de santé le matin à jeun, et une après chaque repas, suffisent.

S'il s'agit d'une forte indigestion, on donne de suite deux cuillerées à la fois, et ensuite une cuillerée d'heure en heure jusqu'à rétablissement.

Dans les diarrhées et la cholérine, trois à six cuillerées à bouche par jour, suivant le cas; moitié dose pour les enfants.

En temps de choléra, l'Elixir de santé est un remède à la fois *préventif* et *curatif*. Par l'action puissante et spéciale qu'il produit sur l'estomac et les intestins, *il maintient les fonctions digestives dans un état régulier,* et peut prévenir la diarrhée, début ordinaire du choléra. On en prend alors trois cuillerées à bouche par jour, une le matin à jeun, et une après chaque repas, tant qu'on est sous l'influence de l'épidémie.

Dès qu'on est atteint de la diarrhée, premier symptôme du choléra, on prend, suivant que les selles sont plus ou moins nombreuses, 4 à 8 cuillerées d'Elixir de santé par jour, une toutes les deux heures ; quand la diarrhée est abondante ou accompagnée de fortes coliques, quelques médecins ajoutent avec succès, trois à quatre fois par jour, à chaque cuillerée d'Elixir, deux à trois gouttes de laudanum de Sydhenam et cinq à six gouttes d'éther sulfurique.

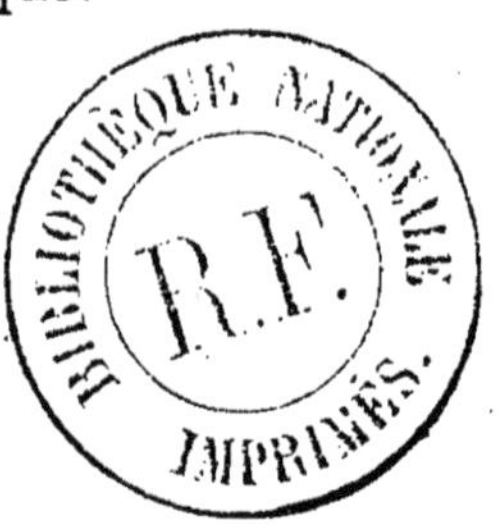

TABLE DES MATIÈRES

HISTORIQUE

Expériences sur les animaux

4e PARTIE

FORMULES, DOSES ET MODES D'EMPLOI DE L'ERGOTINE

1° Usage externe

2° Usage interne

5e PARTIE

Diarrhées épidémiques des camps
Affections cholériformes

FIN DE LA TABLE.

www.ingramcontent.com/pod-product-compliance
Ingram Content Group UK Ltd.
Pitfield, Milton Keynes, MK11 3LW, UK
UKHW022111170726
13837UKWH00003B/1154